Stoffwechsel beschleunigen

44 relativ unbekannte Tipps um Fett zu verbrenne

Inhaltsverzeichnis

Einleitung 1

44 Tipps 3

Rezepte 24

  Getränke 24

  Frühstück 26

  Mittag 26

  Abend 28

Schlusswort 29

Impressum 31

Einleitung

Der Stoffwechsel ist ein hoch komplexer Vorgang in unserem Körper und ist verantwortlich für die Verarbeitung und Verwertung der Stoffe, mit denen unser Körper in Kontakt kommt. Maßgeblich für unsere Energie ist also die Verstoffwechslung von Nahrung. Je besser unser Körper in der Lage ist Nahrung zu verarbeiten und die benötigten Nährstoffe aufzunehmen, desto besser ist unser Stoffwechsel.

Der Stoffwechsel bildet also die Grundlage unserer Gesundheit. Hierin liegt auch der Schlüssel der erfolgreichen Gewichtsreduzierung. In diesem Zusammenhang bedeutet erfolgreich: Nachhaltig, gesund und ohne Nebenwirkungen, wie dem wohlbekannten Jojo-Effekt.

Mit den hier beschriebenen Empfehlungen, ist Jeder in der Lage seinen Stoffwechsel auf Hochtouren zu bringen. Und das Beste daran: Man muss nicht alle Tipps befolgen und umsetzten. Picke dir nach und nach ein paar Tipps heraus und versuche diese über einen festgesetzten Zeitraum umzusetzen. Somit kannst du mit den für dich leichteren Strategien beginnen und dann nach und nach mit größeren, mitunter aber auch effektiveren Umstellungen experimentieren.

Egal ob fit, fett, schlank oder unsportlich: Hier findet jeder einen Ratschlag für einen besser funktionierenden Stoffwechsel. Unter anderem findest du folgendes...

- Welche Lebensmittel helfen mir meinen Stoffwechsel zu beschleunigen?
- Sportliches Training für einen Stoffwechselschub.
- Einfache Tipps für den Alltag.
- Und noch vieles mehr...

Mit diesen 44 Tipps fühlst du dich besser, gesünder und fitter, während du mehr Fett verbrennst, abnimmst und dich wacher und energiegeladener fühlst. Viel Spaß beim Lesen und Ausprobieren!

44 Tipps

Gute Nachrichten für all jene, die abnehmen möchten: du musst nicht weniger essen!

Oftmals liegt nämlich genau hier der Fehler. Leider ist die Annahme weniger Essen zu dürfen, um abzunehmen, immer noch weit verbreitet. Daher steht dieser Punkt an erster Stelle, auch wenn die Auflistung keiner Rangliste entspricht.

Die ausreichende und vor allem regelmäßige Nahrungszufuhr ist der Schlüssel für einen gut funktionierenden Stoffwechsel. Der eingangs erwähnte Jojo-Effekt ist das Resultat eines schlecht funktionierenden Stoffwechsels.

Da viele Diäten auf Kalorien- bzw. auf den Verzicht von Nahrung abzielen, schaltet unser Körper auf Sparflamme. Er versucht die fehlende Energie abzupuffern, indem er nur noch die wichtigsten, d.h. in unserem Fall, die lebensnotwendigen Prozesse am Laufen hält. Der Körper versucht die wenige Energie, die ihm zur Verfügung steht, optimal einzusetzen und womöglich sogar Vorräte anzulegen. Er schaltet also in eine Art Überlebensmodus, um sich auf schwere Zeiten gefasst zu machen.

Haben wir uns einer Ernährungsweise verschrieben, welche die Kalorienrestriktion als Grundlage hat, so mögen anfangs Erfolge in der Gewichtsreduktion zu verzeichnen sein. Kehren wir jedoch zu unserer normalen Ernährungsweise zurück, das heißt, nehmen wir wieder ausreichend Nahrung zu uns, so versucht unser Körper dieses Mehr an Energie abzuspeichern, weil er aufgrund der vorangegangenen Diät gewohnt ist, so wenig Energie zur Verfügung zu haben.

Doch wieviel ist genug? Und wie kannst du das tatsächlich für dich umsetzen? Darauf

werden wir in den folgenden Kapiteln eingehen. Für umfassende und langfristige Erfolge, wird es nicht ausreichen lediglich die Ernährung umzustellen. Sport bzw. ein gesundes Maß an Bewegung gehört genauso dazu, wie ausreichend Schlaf. Daher wechseln die folgenden Tipps und Tricks zwischen Hinweisen zu Stoffwechsel fördernder Ernährung und Empfehlungen für Sport und der aktiveren Gestaltung des Alltags.

1. Gehe voll auf Fett bei Milchprodukten!

Kalzium begünstigt den Fettstoffwechsel. Milch und Milchprodukte enthalten viel Kalzium und helfen außerdem dabei mehr Fett auszuscheiden. Dieser Effekt bezieht sich ausschließlich auf Milchprodukte und konnte bislang nicht mit Nahrungsergänzendem Kalzium-Präparaten nachgewiesen werden.

In diesem Zusammenhang konnten Studien nachweisen, dass eine Ernährung, die reich an Vollfett-Milchprodukten war, weniger anfällig für Diabetes macht. Im Gegenzug wurden die meisten Diabetesfälle bei einer fettfreien oder niedrigfett Ernährung nachgewiesen. Wissenschaftler vermuten, dass sich die positiven Eigenschaften und Nährstoffe aus Milchprodukten nur auswirken können, wenn ausreichend Fett enthalten ist, um diese Stoffe überhaupt aufnehmen zu können.

2. Beginne den Tag mit einer gesunden Portion Proteinen!

In einer mehr als 300 Teilnehmer umfassenden Studie wurde untersucht, ob Frühstück tatsächlich den Stoffwechsel ankurbelt, oder ob man es einfach überspringen sollte, um abzunehmen. Das Ergebnis der über einen Zeitraum von 16 Wochen angelegten Untersuchung ist interessant: Ob die Probanden gefrühstückt hatten oder nicht, hatte keinerlei Auswirkungen auf deren Stoffwechsel. Wenn deine erste Wahl am Morgen kohlenhydratreiche Speisen sind, solltest du darüber nachdenken die erste Mahlzeit des Tages zu überspringen. Wenn es Frühstück sein soll, dann ernähre dich proteinreich, um den vorher erwähnten Verbrennungseffekt von Proteinen zu nutzen. Das verbraucht doppelt so viele Kalorien, wie die Verstoffwechslung von Kohlenhydraten und macht dazu noch länger satt.

3. Trinke Grünen Tee!

Trinken und Abnehmen. Klingt einfach und ist auch einfach. Doch ist dieser Ratgeber nicht dazu da um bloße Anleitungen zu geben, sondern auch um zu Lehren und zu Erklären. Gründer Tee enthält sogenannte Katechine. Dieses Antioxidant bewirkt die Freisetzung von Fettzellen, die somit schneller und besser von der Leber in Energie umgewandelt werden können. In einer Studie tranken Versuchsteilnehmer vier bis fünf Tassen Tee am Tag und absolvierten ein 25-minütiges Training. Die Kontrollgruppe trank keinen Tee und absolvierte dasselbe Programm. Nach zwölf Wochen hatten die Tee-Trinker ein Kilogramm mehr Bauchfett verloren, als die Personen in der Vergleichsgruppe.

4. Gib öfters Gas beim Training!

Schicke deinen Organismus auf eine kleine Achterbahnfahrt beim Sport. Zahlreiche Studien belegen die Effektivität von Intervalltraining auf den Fettstoffwechsel. Je intensiver eine körperliche Betätigung, desto mehr Fett wird dabei verbrannt. Nebenbei kannst du damit auch deine Insulinsensibilität verbessern und Deinen Cholesterinspiegel senken.

Eine der effizientesten Methoden des Intervalltrainings ist Tabata-Training. Diese Art von Training basiert auf wissenschaftlichen Erkenntnissen und wurde nach ihrem japanischen Erfinder Dr.

Tabata benannt und entwickelt. Der Vorteil dieser Methode ist seine Vielseitigkeit. Das bedeutet, dass dieses Protokoll auf alle möglichen Übungen angewendet werden kann. Der ursprüngliche Aufbau basiert auf 20-sekündiger Belastung bei maximaler Intensität, darauf folgen zehn Sekunden Erholung. Dieser Zyklus soll idealerweise achtmal wiederholt werden. Gerade anfangs kann die Pausendauer auch länger sein (bis zu 60 Sekunden), um sich an die harte Belastung zu gewöhnen. Das Training ist nicht nur hocheffektiv, sondern spart enorm viel Zeit. Gleichzeitig arbeitet Dein Stoffwechsel auf Hochtouren. Und das Beste daran: Dieser Effekt hält bis zu 24 Stunden nach der Trainingseinheit an. Genau das Richtige, wenn du nach einer zeitsparenden Methode suchst, um deinen Stoffwechsels anzuregen.

5. Iss gesunde Fette!

Genau wie der Mythos, dass wenig Essen zum Abnehmen verhelfen soll, hält sich der Glaube, dass man möglichst wenig Fett zu sich nehmen sollte. Gesunde Öle, wie etwa kalt gepresstes Olivenöl, sind unabdingbar für einen funktionierenden Stoffwechsel und sollten fester Bestandteil Deiner Ernährung sein. Gesunde Fette tragen dazu bei, dass du weniger Hunger hast, weil du länger satt bist. Dein Stoffwechsel wird sogar angeregt und viele Nährstoffe können gar erst mithilfe von Ölen von unserem Körper aufgenommen werden. In wissenschaftlichen Studien konnte außerdem belegt werden, dass etwa Olivenöl den Serotoninspiegel erhöhen kann – Serotonin ist besser bekannt, als das Glückshormon, spielt aber auch eine entscheidende Rolle für unser Sättigungsgefühl. Hinzu kommen eine hohe Konzentration an Antioxidantien und Polyphenolen, die Hirnkrankheiten, Osteoporosis und auch Krebs vorbeugen können.

6. Mehr Muskeln!

Ein angenehmer Nebeneffekt von sportlichem Training ist ein Mehr an Muskelmasse. Das sieht nicht nur gut aus, sondern hilft Dir ganz nebenbei auch mehr Energie zu verbrennen. Und das auch, wenn du nichts tust. Die Rede ist hier vom Grundumsatz. Soll heißen: Je mehr Muskelmasse du besitzt, desto mehr Energie verbrennt dein Körper auch im Ruhezustand. Als Faustregel gilt, dass ein Kilogramm Muskelmasse etwa 12 Kalorien am Tag verbrennt. Auf ein Jahr gerechnet, sind das einige Tafeln Schokolade, oder was auch immer du gerne naschst. Um das in die richtige Perspektive zu rücken: Schaffst du es nur zwei Kilo an Muskeln zuzulegen, verbrennst du über die Dauer eines Jahres ein gutes Kilo an reinem Fett!

7. Du brauchst mehr Eier!

Genauer gesagt Hühnereier. Zwar ist bekannt, dass das Eiweiß nahezu fettfrei und den größte Eiweißanteil des Ei´s enthält, aber das Eigelb ist ein wahrer Schatz für unseren Stoffwechsel. Es enthält wertvolle Nährstoffe, fettlösliche Vitamine, essentielle Fettsäuren und den Stoff Cholin, der den Mechanismus stört, der Fett in der Leber abspeichert. Und auch bezüglich des Konsums von Eiern rankt sich ein Mythos – Stichwort: Cholesterin. In Studien konnte mehrfach bewiesen werden, dass der Konsum von zwei Eiern pro Tag, keine Auswirkungen auf den Cholesterinspiegel hat. Vielmehr belegen

Untersuchungen senkende Effekte auf den Cholesterinhaushalt.

8. Konsumiere deine Kohlenhydrate am Abend!

Es ist hinreichend bekannt, dass unser Körper gerne Kohlenhydrate als Energiequelle nutzt. Das kostet ihn am wenigstens Energie. Daher auch die Annahme, dass man idealerweise tagsüber seine Kohlenhydrate essen sollte. Neue Studien belegen jedoch positive Effekte, die für eine Einnahme am Abend sprechen. Demnach konnte eine Studie eine signifikant erhöhte Thermogenese bei den Teilnehmern feststellen, die am Abend ihre Kohlenhydrate aßen. Das bedeutet, dass die Verdauungsaktivität am darauf folgenden Tag erhöht war. Die Guppe, die tagsüber Kohlenhydrate zu sich nahm, wies erhöhte Blutzuckerwerte auf, was wiederrum die Fetteinlagerung begünstigt. Eine weitere Studie verglich den tatsächlichen Verlust an Körperfett und konnte einen 27 Prozent höheren Verlust messen. Außerdem fühlten sich die Teilnehmer mit den abendlichen Kohlenhydraten 13,7 Prozent satter. Und wir wissen alle: Wer sich satter fühlt, isst insgesamt weniger.

9. Achte auf genügend Proteine in deiner täglichen Ernährung!

Zuvor sind wir bereits auf die positiven Effekte von mehr Muskelmasse auf den Energieumsatz eingegangen. Um diese Masse aufzubauen und dann, noch viel wichtiger, auch zu erhalten, ist es notwendig deine Muskulatur mit genügend Proteinen zu versorgen. Als grobes Richtmaß werden 0,8 Gramm Protein pro Kilogramm Körpergewicht empfohlen. Das wären knapp 50g Protein bei einem Gewicht von 60kg und etwa 65g bei einer Person von 80kg.

Ein zusätzlicher Nebeneffekt wenn du deine Muskeln mit den Nährstoffen versorgst, die sie brauchen: Proteine sättigen gut und vor allem lange, da der Körper länger benötigt, um sie zu verdauen und zu verarbeiten. Gute 30 Prozent der Energie, die du aus den Proteinen aufnimmst, werden alleine für die Verdauung derselben benötigt.

10. Gehe voll auf´s Korn!

Wenn es denn Kohlenhydrate sein sollen, entscheide dich für die Variante mit Vollkorn. So bekommst du nicht nur die gesunden Vorteile aus den vielen Vitaminen und Nährstoffen, sondern du fühlst dich dank des hohen Anteils an Ballaststoffen auch länger satt. Mittlerweile findet man überall Vollkorn-Pasta, Vollkorn-Reis oder Haferflocken und Quinoa.

11. Öfters mal stehen!

Wenn es sich einrichten lässt, versuche während deiner Arbeitszeit möglichst viel zu stehen. Höhenverstellbare Schreibtische sind ein wahrer Gesundbrunnen. Schließlich verbringen wir in der Regel schon ein Drittel des Tages im Liegen. Wenn du eine überwiegend sitzende Tätigkeit ausführst, so solltest du über Möglichkeiten nachdenken mehr Bewegung in deinen Arbeitsalltag zu bekommen. Stehen ist nicht nur gesünder für unseren Bewegungsapparat, sondern verbrennt dabei auch noch mehr Kalorien als Sitzen (etwa 50kcal mehr pro Stunde). Als kleines Beispiel: Wenn du pro Tag drei

Stunden Sitzen durch Stehen ersetzen kannst, benötigst du über ein Jahr gesehen etwa 30.000 Kalorien – das entspricht der Energie von vier Kilogramm reinem Fett!

12. Iss mehr Knoblauch!

Schmeckt nicht nur lecker, sondern hat durchaus seine Vorteile (vor allem, wenn man alleine im Fahrstuhl fahren oder ein Bahnabteil für sich beanspruchen möchte). Aber Spaß beiseite. Die Wunderknolle vertreibt nicht nur Vampire, sondern unterstützt auch die Regulierung des Blutzuckers und kontrolliert den Fetthaushalt im Blut. Darüber hinaus hat Knoblauch zahlreiche gesundheitsfördernde Wirkstoffe. Um nur ein paar zu nennen: Entzündungshemmend, Blutdrucksenkend und Vorbeugend für Herzerkrankungen.

13. Sag nein zu Cola Zero, Light und co.!

Null Kalorien, null Probleme. Das ist leider zu kurz gedacht. Hinweise häufen sich, dass die zucker- und kalorienfreien, aber künstlich gesüßten Getränke, einen negativen Effekt auf unsere natürliche Reaktion auf Zucker haben können. Tatsächlich können sie sogar unseren Appetit fördern.

14. Gönne dir Schokolade!

Richtig. Schokolade. Doch bevor du dich auf die nächstliegende Tafel stürzt, hier ist von dunkler Schokolade die Rede. Das heißt Schokolade mit einem hohen Kakaoanteil. Eine Studie belegte, dass der Verzehr von knapp 50g Schokolade einen senkenden Effekt auf die Stresshormone der Teilnehmer hatte. Und auch der Stoffwechsel arbeitete bei den Schokoladenessern stabiler.

15. Trinke Oolong-Tee und nimm schneller ab!

Neben dem zuvor erwähnten grünen Tee, hilft dir auch diese Variante deinen Stoffwechsel in Schwung zu bringen. Dieser schmackhafte, chinesische Tee ist reich an Antioxidantien und unterstützt einen stabilen Cholesterinspiegel. Wie auch beim grünen Tee, ist Oolong reich an Katechinen, die die Gewichtsabnahme unterstützen, indem sie den Fettstoffwechsel antreiben. Eine Studie untersuchte die positiven Effekte auf die Gewichtsabnahme: Über einen Zeitraum von sechs Wochen, verloren die Oolong-Tee trinkenden Teilnehmer durchschnittlich 2,5kg Gewicht.

16. Lerne Linsen lieben!

Linsen sollten ab sofort weit oben auf deiner Nahrungsliste stehen. Sie sind reich an pflanzlichen Proteinen und eine Portion Linsen am Tag, decken ein Drittel deines Bedarfs an Eisen. Das unterstützt den Fettstoffwechsel und senkt nebenbei noch Cholesterin und Blutdruck.

17. Voll auf die Nüsse!

Ob ganze Nüsse oder Nussbutter, die einfach ungesättigten Fettsäuren in Nüssen unterstützen den

Insulinhaushalt und können die Gewichtsabnahme unterstützen, wenn sie in Maßen konsumiert werden. Der ideale Sattmachersnack für zwischendurch also. Teilnehmer einer Studie bewiesen, dass eine Portion Mandeln die Wahrscheinlichkeit zu viel zu essen, signifikant verringern kann.

18. Bleibe bei der ganzen Sache!

In Zeiten von Hochdrehzahlmixern und Rezepten für grüne Smoothies, sind wir dazu geneigt alles zu zerhechseln, was uns in die Finger kommt. Damit nehmen wir zwar eine enorme Menge an gesunden Nährstoffen auf, doch verpassen den positiven Effekt für unseren Stoffwechsel. Anstatt also überwiegend Flüssignahrung aufzunehmen, gönne dir eine große Schüssel Salat oder Rohkost und nimm den Verbrennungseffekt der Verdauung mit. Somit verbrennst du schon beim Essen Energie.

19. Lache den Lachs an!

Die rot-orangene Farbe dieses Prachtfisches sieht nicht nur appetitlich aus, sondern schmeckt auch hervorragend und ist dabei eine der besten Wahlen, wenn es um gesunde Fette und Proteine geht. Gute Nachrichten für deinen Stoffwechsel, denn die Omega-3-Fettsäuren bringen deinen Metabolismus auf Hochtouren und wirken Wunder gegen Entzündungen. Studien belegen außerdem, dass der Konsum von Lachs die Fettverdauenden Enyzme in der Leber aktiviert.

20. Probiere eine Tasse Kolanuss-Tee!

Kolanüsse enthalten viel Koffein und sind damit nicht nur eine gute, sondern sogar eine bessere Alternative, wenn es um einen kräftigen Stoffwechselschub geht. In einer Studie mit fettleibigen und schlanken Teilnehmern, konnte ein durchschnittlicher Anstieg von drei und vier Prozent in der Stoffwechselaktivität gemessen werden.

21. Der gute alte Apfel!

Im Englischen gibt es ein schönes Sprichwort über die gesundheitlichen Vorteile dieser Frucht: An apple a day, keeps the doctor away – Ein Apfel am Tag, hält den Arzt fern. Und das nicht zu unrecht. Mit wenigen Kalorien, zahlreichen Nährstoffen und einem hohen Ballaststoffanteil ist dieses Obst ein Wundermittel gegen zahlreiche Krankheiten wie Diabetes, Herz-Kreislauf Erkrankungen oder das metabolische Syndrom. Studien belegen, dass die in Äpfel enthaltenen Ballaststoffe den Abbau von Unterhautfett unterstützen.

22. Drei große Mahlzeiten, anstatt viele kleine Snacks zwischendurch!

Eine Studie untersuchte die unterschiedlichen Effekte zweier Ernährungsstrategien. Getestet wurde eine Diät, die die Gewichtszunahme als Ziel hatte. Beide Gruppen aßen dieselbe Gesamtmenge an Kalorien. Während eine Gruppe die Mahlzeiten auf mehrere kleine Zwischenmahlzeiten ausdehnte, aß die zweite Gruppe ihre verschriebenen Kalorien in drei Hauptmahlzeiten. Was du daraus mitnehmen kannst? Die Probanden, die ihre Energie über drei große Mahlzeiten einnahmen, nahmen zwar auch zu, aber bauten dabei kein gesundheitsschädliches Bauchfett auf, welches mit erhöhten Risiken für Herz-Kreislauf Erkrankungen in Verbindung gebracht wird.

23. Weniger Alkohol gleich bessere Fettverbrennung!

Es ist bewiesen, dass regelmäßiger Alkoholgenuss deinen Stoffwechsel maßgebend verlangsamen kann. Der Körper versucht immer zuerst den Alkohol im Körper abzubauen. Die Konsequenz: Es dauert länger bis Nahrung verdaut werden kann. Eine Studie beschreibt sogar, dass Alkohol den Fettverbrennungsprozess um sagenhafte 73 Prozent verlangsamen kann! Zusätzlich zu dem verlangsamten Metabolismus kommt eine Mehraufnahme an flüssigen Kalorien, worauf bereits zuvor eingegangen wurde.

24. Sag Ja zu Joghurt und anderen probiotischen Lebensmitteln!

Die positiven Effekte von Milchprodukten wurden bereits angesprochen. Vor allem Joghurt ist dabei eine hervorragende Wahl. Mit seinem hohen Anteil probiotischer Bakterien, verhilft er dir zu einer gesunden und somit gut arbeitenden Verdauung. Es gibt aber auch noch eine Vielzahl anderer Lebensmittel, die eine gesunde Darmflora unterstützen. Alle fermentierten Lebensmittel. Etwa das gute, alte Sauerkraut.

25. Austern sind gut für dich!

Gönne dir eine Platte frischer Austern, wenn du die Chance hast. Die Meeresfrüchte sind einer der Lebensmittel mit dem höchsten Gehalt an Zink.

Letzteres ist verantwortlich für eine gut funktionierende Darmspeicheldrüse. Diese wiederum ist essentiell, wenn es um unseren Stoffwechsel geht.

26. Lichter aus und weg von künstlichen Lichtquellen vor dem zu Bett gehen!

Ruhe, Erholung und wichtiger Schlaf sind der Schlüssel zu guter Gesundheit. Natürlich beeinflusst das auch deinen Stoffwechsel. Dimme das Licht in den Stunden vor dem Schlafen gehen und meide Arbeit an PC oder Smartphone. Wenn du dennoch darauf angewiesen bist, mache dir Apps zu nutzen, die anhand der Uhrzeit ihre Leuchtstärke anpassen. Denn Licht steuert unsere Hormone und unseren inneren Tag- und Nachtrhythmus. Wenn du also tagsüber auf Hochtouren laufen möchtest, und selbstverständlich ist damit auch dein Stoffwechsel gemeint, schalte das Licht früher ab.

27. Auch mal Avocado auf den Speiseplan!

Die häufig beschriebene Wunderfrucht, die glücklicherweise immer leichter auch in unseren Breitengraden zu bekommen ist, wird auch als Butter vom Baum bezeichnet. Ihr nussiges Aroma macht sie schmackhaft. Aber was die grün-schwarze Frucht noch viel besser als das milchige Pendant macht, sind ihre reichhaltigen, gesundheitsfördernden Nährstoffe. So finden sich in ihr weder Cholesterin, Trans- oder gesättigte Fettsäuren. Stattdessen enthalten Avocados Stoffwechsel fördernde, einfach ungesättigte Fette. Hinzu kommen wertvolle Ballaststoffe und die freien Radikal Killer der Antioxidantien. Letztere schützen unsere Zellen vor den Nebenprodukten, die beim Stoffwechsel entstehen und können den Stoffwechsel auf Dauer negativ beeinflussen. Freie Radikal Fänger schützen uns vor diesen Auswirkungen und halten den Stoffwechsel am Laufen.

28. So ein Käse!

Ernährungstrends wie vegan und Paleo verzichten vollkommen auf Milchprodukte. Ob das allerdings das Mittel zum Erfolg ist, mag zu bezweifeln sein. Denn gerade Käse ist mit seinem hohen Fett- und Proteingehalt der ideale Sattmacher. Hinzu kommen wichtige Nährstoffe wie Kalzium und Vitamin D. Beide entscheidend, wenn es um den Erhalt und Aufbau von Muskelmasse geht. Muskeln unterstützen und fördern eine hohe Stoffwechselrate, was im Umkehrschluss bedeutet: Du verbrennst mehr Energie in Form von Kalorien.

29. Jedes Böhnchen…ist gut für deinen Stoffwechsel!

Ein hoher Anteil an Ballaststoffen und pflanzlichen Proteinen machen Bohnen zum idealen Essen, um den Stoffwechsel zu fördern. Der Prozess der Verbrennung der Ballaststoffe und der Proteine benötigt bereits Energie während der Verdauung. Zudem senken die Inhaltsstoffe deinen Insulinspiegel nach Nahrungsaufnahme, was wiederum zu einer verringerten Fetteinlagerung führt. Ein wahres Superfood für den Stoffwechsel.

30. Setze auf Produkte aus biologischem Anbau oder Herkunft!

Vor allem wenn es um Obst, Gemüse, Eier und Fleisch geht, solltest du auf die Herkunft deiner Lebensmittel achten. Denn Hormone haben einen maßgeblichen

Einfluss auf unseren Körper und unseren Stoffwechsel. Lebensmittel, die mit Pflanzenschutzmitteln eingesprüht werden oder Fleisch, das Medizinrückstände oder künstliche Hormone aufweist, können einen einschneidenden Einfluss auf uns haben. Sogar so weit, dass sie unseren Stoffwechsel einschränken und uns langfristig krank machen. Setze auf biologisch angebaute Produkte und falls du Fleisch isst, achte auf Gras gefütterte Tiere aus Freilandhaltung.

31. Mehr Brokkoli, mehr Aktivität in deiner Verdauung!

Das grüne Gemüse ist reich an Kalzium und Vitamin C. Die perfekte Kombination, um deinen Stoffwechsel anzuschieben. Neben dem bereits mehrfach erwähnten Effekt des erhöhten Energieverbrauchs für die Verdauung (Thermogenese oder thermogenetischer Effekt), konnten in Brokkoli Stoffe nachgewiesen werden, die wortwörtlich Krebszellen ausknipsen, also unschädlich machen können. Eine Studie konnte beispielsweise belegen, dass Männer eine über 40 Prozent geringere Wahrscheinlichkeit für Prostatakrebs, wenn sie mindestens drei Portionen Brokkoli pro Woche aßen.

32. Einfach mal mehr lachen!

Und das ist nun kein Witz: Herzhaftes, echtes Lachen bewirkt nachweislich einen 10 bis 20 Prozent erhöhten Energieverbrauch. Bei 10 bis 15 Minuten Lachen kommt man auf bis zu 170 Kalorien. Frohes Lachen, allerseits!

33. Verringere die Temperatur im Schlafzimmer!

Studien konnten nachweisen, dass Kälte die Umwandlung von schlechten in gutes Fett begünstigt. Das gute Fett frisst sozusagen das schlechte Fett. In einer Studie mit verschiedenen Schlaftemperaturen (27 Grad Celsius, 23,5 Grad, 19 Grad) hat die Gruppe, die bei einer Zimmertemperatur von knapp 19 Grad geschlafen hat, den Anteil an braunem Fett verdoppelt.

34. Schön scharf!

Scharfe Lebensmittel kurbeln den Stoffwechsel ordentlich an. Wer sich in der Schärfe beim Würzen schon mal vergriffen hat oder die Warnung des Kellners im asiatischen Restaurant nicht ernst genommen, der weiß wie sich das auswirken kann. Schweißausbrüche und Hitzewallungen sind das Resultat. Paprika, Chilli-Schoten, Cayenne Pfeffer uns Co sind deine Gewürze, wenn du deinen Stoffwechsel etwas anschieben willst.

35. Zu einfach um wahr zu sein: Mehr Wasser trinken!

Leichter geht es nun wirklich kaum. Erhöhe deine tägliche Wasseraufnahme und halte damit deinen Stoffwechsel in Gang. In einer Studie wurde der Energieverbrauch vor und nach dem Trinken von zwei Gläsern Wasser gemessen. Das erstaunliche Resultat war eine um bis zu 30 Prozent erhöhte Stoffwechselaktivität. Mit etwas 1,5l Wasser mehr am Tag, könntest du über ein Jahr gesehen, mehr als zwei Kilo Gewicht verlieren.

36. Koche dir einen Kaffee, oder zwei!

Nach den positiven Stoffwechseleigenschaften verschiedener Tees, sind wir nun beim Kaffee angelangt. Das im Kaffee enthaltene Koffein unterdrückt das Hungergefühl. Hier sei also Vorsicht geboten. Denn wer tagsüber viel Kaffee trinkt, aber nicht ausreichen isst, den überfällt am Abend mitunter der Heißhunger. Und wie der auf die Hüften drückt ist ja gemeinhin bekannt. Zudem wirkt der Nahrungsentzug oder die Nahrungsreduktion einschläfernd auf unseren Organismus. Das bedeutet obwohl wir wenig essen, nehmen wir trotzdem nicht ab. In den schlimmsten Fällen sogar zu. Ideal ist ein Kaffee beispielsweise vor deinem Training. Wissenschaftler konnten in einer Gruppe von Kaffee-trinkenden Radfahrern nachweisen, dass diese im Vergleich zur Placebo Gruppe über einen Kilometer mehr in derselben Zeit zurücklegen konnten. Für die volle Wirkung des schwarzen Goldes solltest du aber auf jegliche Süßungsmittel verzichten.

37. Setze auf Senf statt Ketchup und Mayo!

Ebenso wie die scharfen Gewürze, kurbelt Senf deinen Stoffwechsel an. Eine Studie englischer Wissenschaftler belegte, dass der Verzehr von nur einem Teelöffel Senf, die Aktivität des Stoffwechsels um sage und schreibe 25 Prozent nach oben bringt. Und das noch Stunden nach dem kleinen Schärfe-Schub. Verantwortlich dafür sind wohl die Inhaltsstoffe Capsaicin und eine Art von natürlichen Phytochemikalien, welche dem Senf seinen unverwechselbaren Geschmack geben.

38. Bewegung. Für 2:30 Minuten!

Ähnlich wie Tabata-Training, setzt dieses Mini-Workout ungeahnte Nachbrenneffekte frei. Eine Studie belegt, dass Teilnehmer, die fünf Fahrradsprints á 30 Sekunden absolvierten einen Mehrverbrauch von 200 Kalorien aufwiesen. Das ist ganz schön viel gemessen an der absoluten Belastungsdauer. Nichts wie Vollgas!

39. Mehr mageres Fleisch, mehr Eisen, mehr Energieverbrauch!

Eisenmangel führt zu einem verlangsamten Metabolismus. Fleisch ist reich an Eisen. Vor allem mageres Fleisch ist hier eine exzellente Wahl, da es den Verbrennungseffekt mit seinem natürlich hohen Anteil an tierischem Protein zusätzlich verstärkt. Drei oder vier Gerichte mit hohem Eisenanteil halten dein inneres Feuer am Brennen. Alternativen zu Fleisch, aber dennoch reich an Eisen sind etwa Cerealien, die mit Eisen angereichert wurden, sowie getrocknete Früchte und grünes Gemüse.

40. Weg mit den zuckrigen Getränken!

Egal wieviel Koffein die zuckersüßen Energiegetränken auch haben, gegen die Unmengen an Zucker helfen auch die positiven Eigenschaften des Wachmachers nichts. Die leeren Kalorien werden als Fett eingelagert. Trinke lieber ein erfrischendes Glas Wasser. Über die Vorteile des klaren und ältesten Erfrischungsgetränks der Welt, haben wir bereits etwas gelernt.

41. Füge deinen Mahlzeiten einen Schuss Essig hinzu!

Hervorragend macht sich Essig vor allem am Salat. Die ungeahnten Vorteile von einem Anteil Essig in deinem Salatdressing: Die saure Flüssigkeit aktiviert Proteine, die Fettzellen verwerten. Eine Studie mit fast 200 übergewichtigen, weiblichen und männlichen Japanern, konnte einen signifikanten Gewichtsverlust, einen verringerten Body-Mass-Index (BMI), einen Verlust an viszeralem Fett (Unterhautfett) und Bauchumfang feststellen, wenn die Teilnehmer über einen Zeitraum von 12 Wochen ein bis zwei Esslöffel Apfelweinessig zu sich nahmen.

42. Gönn dir einmal pro Woche dein absolutes Lieblingsessen, aber wirklich nur einmal!

Wie kann denn bloß eine super Portion Pizza (oder was auch immer dein Lieblingsmahl sein mag) beim Abnehmen helfen? Wissenschaftler befürworten diese Strategie, da man daraufhin planen kann und somit wiederum Kalorien sparen kann, indem man sich tags zuvor etwas zurücknimmt. Darüber hinaus spielt auch der Genuss eine Rolle, da du jeden Bissen genießen wirst und dein Essen anders wahrnimmst.

43. Stress dich nicht so!

Wenn du häufig unter Strom stehst, hat das negative Auswirkungen auf deinen Stoffwechsel. Deine Verdauung arbeitet verlangsamt und hinzukommt, dass wir unter Stress vermehrt zu fettigen und zuckerhaltigen Lebensmitteln greifen. Lachen hilft dir Stresshormone abzubauen und deinen Stoffwechsel in Schwung zu halten.

44. Siehe kein rot

Hast du dich schon mal gefragt, warum es in Restaurants meistens warme Farben, wie rot, brauch und orange dominieren? Wissenschaftler haben herausgefunden, dass die Farben diese warmen Farben den Appetit anregen.

Daher vermeide es rote oder orange Tischdekoration zu benutzen. Bevorzuge lieber kühle Farben, wie blau oder grau. Kalte Farben hemmen deutlich den Appetit und helfen dir dabei weniger zu essen.

Rezepte

Und hier noch ein paar Rezepte, die deinen Stoffwechsel auf Trab bringen:

Getränke

Zitronensaft Spezial

Das benötigst du:

1-2 mittelgroße Zitronen. Am besten sind Bio-Zitronen aus ökologischem Anbau

1 Glas Wasser

1 Teelöffel schwarzer Pfeffer in Pulverform

1 Teelöffel Honig

Zubereitung:

Alles zusammen vermischen und über den Tag verteilt trinken.

Kräutertee

Versuche einmal diesen Kräutermix mit der Wirkung von Heilpflanzen wie Koriander und Kreuzkümmel, der deine Verdauung unterstützen und deinen Körper von Giftstoffen reinigen wird.

Das benötigst du:

3-4 Tassen Wasser

1/2 Teelöffel Zimt in Pulverform

1 Teelöffel Kreuzkümmelsamen

1 Teelöffel Koriandersamen

1 Teelöffel Fenchelsamen

(Optional: Honig als Süßstoff)

Eine große Thermoskanne für unterwegs

So bereitest du das Getränk zu:

1. Dies ist ein Tee, der einmal vorbereitet den gesamten Tag über getrunken werden kann.

2. Am effektivsten ist die Mischung, wenn sie noch warm getrunken wird. Finde deshalb einen Behälter, in dem du das Getränk auch mitnehmen kannst bzw. stelle sicher, den Tee erst zu erwärmen, bevor du ihn zu dir nimmst.

3. Zunächst musst du dafür die erforderlichen Mengen der Zutaten abmessen.

4. Erhitze das Wasser in einem Topf auf dem Herd.

5. Bring es bei mittlerer Hitze langsam zum Kochen.

6. Füge das Zimtpulver sowie die Kümmel-, Koriander- und Fenchelsamen hinzu, sobald das Wasser kocht.

7. Dreh die Herdplatte auf kleine Hitze und lass das Wasser für circa 5 bis 10 Minuten leicht köcheln, sodass Blasen aufsteigen. Rühre den Tee dabei gelegentlich um.

8. Schalte deinen Herd ab und stelle die Thermoskanne bereit.

9. Setze einen kleinen Trichter auf die Öffnung der Thermoskanne und fülle mit dessen Hilfe den Tee hinein. Du kannst aber auch einen Teil des Tees in eine Tasse füllen und direkt trinken, während die restliche Menge weiter mit den Kräutern ziehen kann.

10. Sollte dir der Tee zu stark sein, so kannst du beim nächsten Versuch nur die Hälfte der hier gelisteten Mengen nehmen.

11. Sobald du dich einmal an den Geschmack gewöhnt hast, kannst du die Mengen der Zutaten dann langsam wieder erhöhen, um einen noch wirkungsvolleren Tee zu erhalten.

Frühstück

Den Morgen kannst du mit einem Kaffee starten, wenn du gerne Kaffee trinkst, allerdings schwarz und ohne Zucker oder eines der oben genannten Getränke. Dazu kannst du folgendes essen:

- Eine Handvoll Obst, wie Apfel, Orange oder Grapefruit
- 1 Knäckebrot (höchstens 1 Knäckebrot pro Tag)
- 100 Gramm Magerquark mit Beeren
- Proteinshake aus Eiweißpulver, Wasser, 1-2 Teelöffel Flohsamenschalen
-

Mittag

Am Mittag gilt es, möglichst viele Proteine und Gemüse

Zucchini-Omelette

Eier sind lecker und einfach zubereitet. Du kannst auch verschiedene Gemüsesorten dazu kombinieren.

- 1 kleine Zucchini
- 1 kleine Zwiebel
- 1 Ei
- Salz und Pfeffer

Zunächst die Zucchini in einer Pfanne anschwitzen bis ihr Wasser verdunstet und sie weich werden, dann die Zwiebeln dazugeben und 2 Minuten erhitzen. Danach das verquirlte Ei dazu.

Salat mit Garnelen

- 4 Blätter Eisbergsalat
- Eine Handvoll Gemüsemix wie, Radieschen, Tomate und Gurke
- 120 g Garnelen
- Balsamicoessig, Salz, Pfeffer
- Ein TL Olivenöl

Salat und Gemüse waschen, putzen und klein schneiden. Alles in eine große Schüssel geben. Mit Balsamicoessig, Salz, Pfeffer und 1 TL Olivenöl den Salat würzen und alles vermengen. Zum Schluss die Garnelen auf dem Salat garnieren.

Abend

Fisch mit Tomate und Basilikum

- 1 Tomate
- 2-3 Blätter Basilikum
- 150 Gramm Fischfilet (Männer etwa 200 Gramm)
- Salz, Pfeffer, Paprikapulver

Den Fisch mit Salz, Pfeffer und Paprikapulver gut würzen. Dann in einer vorgeheizten Pfanne ein paar Minuten von jeder Seite anbraten. Die Tomaten schneiden und auf einem Teller anrichten. Salz und Pfeffer drüber geben, dann das aromatischen Basilikum dazu. Zusammen mit dem Fisch genießen.

Kräuterquark mit Ei

- 150-200 Gramm Magerquark
- 1 Ei
- etwas Schnittlauch und Kresse
- Salz und Pfeffer

Das Ei hartkochen. Währenddessen den Magerquark mit Schnittlauch und Kresse in beliebiger Menge in einer Schüssel verrühren. Mit Salz und Pfeffer abschmecken.

Das gekochte Ein in Scheiben schneiden und auf dem Quark anrichten.

Schlusswort

44 Tipps von leicht bis schwer, aber nicht unmöglich. Ich hoffe du konntest einige neue Möglichkeiten entdecken deinen Stoffwechsel anzukurbeln. Vielleicht hast du ja schon ein paar Sachen ausprobiert. Nutze dieses Buch als Erinnerung und Nachschlagewert, experimentiere und finde die für dich besten Mittel, um dich gesünder, fitter und wacher zu fühlen. Vielen Dank fürs Lesen und viel Freude auf dem Weg zu einem besseren Stoffwechsel!

Impressum

Impressum und Verlag Sophia Thiemann

c/o Papyrus Autoren-Club, R.O.M. Logicware GmbH
Pettenkoferstr. 16-18, 10247 Berlin

Wichtiger Hinweis:

Die in diesem Buch enthaltenen Informationen dienen ausschließlich informativen Zwecken und dürfen unter keinen Umständen als Ersatz für eine professionelle Beratung oder Behandlung durch ausgebildete und anerkannte Ärzte angesehen werden. Diese beinhalten keinerlei Empfehlungen bezüglich bestimmter Diagnose- oder Therapieverfahren. Die Inhalte dürfen niemals als eine Aufforderung zur Selbstbehandlung oder als Grundlage für Selbstdiagnosen und -medikation verstanden werden. Die Informationen spiegeln lediglich die Meinung des Autors wieder. Der Autor übernimmt für die Art oder Richtigkeit der Inhalte keine Garantie, weder ausdrücklich noch impliziert.

Sollten Inhalte des Buches gegen geltendes Recht verstoßen, dann bittet der Autor um umgehende Benachrichtigung. Die betreffenden Inhalte werden dann umgehend entfernt oder geändert.

Haftung für Links

Das Buch enthält Links zu externen Webseiten Dritter, auf deren Inhalte wir keinen Einfluss haben. Deshalb können wir für diese fremden Inhalte keine Gewähr übernehmen. Für die Inhalte der verlinkten Seiten ist stets der jeweilige Anbieter oder Betreiber der Seiten verantwortlich. Die verlinkten Seiten wurden zum Zeitpunkt der Verlinkung auf mögliche Rechtsverstöße überprüft. Rechtswidrige Inhalte waren zum Zeitpunkt der Verlinkung nicht erkennbar. Eine permanente inhaltliche Kontrolle der verlinkten Seiten ist jedoch ohne konkrete Anhaltspunkte einer Rechtsverletzung nicht zumutbar. Bei Bekanntwerden von Rechtsverletzungen werden wir derartige Links umgehend entfernen.

23117559R00025

Printed in Poland
by Amazon Fulfillment
Poland Sp. z o.o., Wrocław